AF454874

RAPPORT

FAIT

A LA SOCIÉTÉ ROYALE ET CENTRALE D'AGRICULTURE,

Dans sa séance publique du 28 avril 1816,

SUR LE CONCOURS

Pour des Observations de Médecine vétérinaire pratique ;

PAR MM. TESSIER, DESPLAS, GIRARD, et HUZARD *rapporteur*.

Suivi du Programme sur ce Concours.

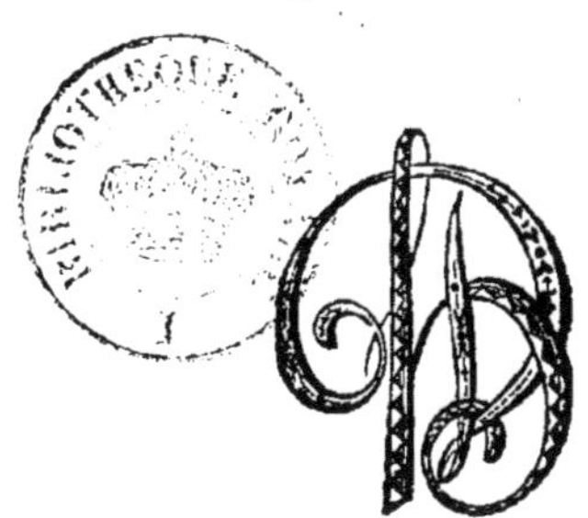

A PARIS,
DE L'IMPRIMERIE DE MADAME HUZARD
(née VALLAT LA CHAPELLE),
Rue de l'Éperon-Saint-André-des-Arts, N°. 7.

1816.

RAPPORT

Sur le Concours pour des Observations de Médecine vétérinaire pratique.

1°. L'épizootie contagieuse qui a parcouru plusieurs États de l'est et du nord de l'Europe, et que les armées alliées nous ont apportée en 1814, n'a pas encore cessé ses ravages; elle a décimé les bestiaux de tous les départemens qui ont été couverts et dévastés par les armées; elle règne encore dans ceux que ces armées viennent de traverser, et dans ceux de la frontière où elles séjournent. La France conservera long-temps les traces de ce double fléau.

La Société a reçu, l'année dernière, un assez grand nombre de mémoires sur cette maladie; elle a fait connoître, dans sa séance publique de 1815, les vétérinaires qui les lui ont adressés; depuis cette séance, elle a reçu de nouveaux mémoires et des observations de MM. *Bredin*, directeur de l'École royale vétérinaire de Lyon; *Grognier*, professeur dans la même École; *Colin, Ablon* et *Ségala*, du département de l'Yonne; *Bassé*, du Loiret; *Renault*, de Seine et Oise; *Peuchet* père, de l'Oise; *Moutonnet* père, de l'Aisne; *Dion*, de Seine et Marne; *Chanel*, de l'Ain; *Collaine*, de la Moselle; *Delaunay*, d'Indre et Loire; *Lechesne* et *Camain*, de la Sarthe; *Bigot* fils, du Cher; *Habert* fils aîné, de la Nièvre; MM. *Desplas*, notre collègue, et *Huzard* fils, ont remis des notes sur la maladie, dans le département de la Seine; le dernier a communiqué les rapports de deux missions qu'il a remplies pour cet objet, l'une dans le département des Ardennes, l'autre dans celui du Cher. L'un de nous (M. *Huzard*) a aussi fait part du rapport d'une mission dont S. Exc. le Ministre de l'intérieur l'avoit chargé dans le département de Seine et Marne.

Plusieurs propriétaires ont adressé à la Société des détails et des renseignemens sur ce fléau; et elle a reçu de M. *Normand* père, ancien chirurgien-major des armées, un mémoire imprimé sur cette maladie, dans le département de la Marne; de la Société *d'Agriculture de Boulogne-sur-Mer*, département du Pas-de-Calais, et de M. *Hurtrel d'Arboval*, son correspondant dans le même département, des instructions aussi imprimées sur l'épizootie; enfin S. Exc. le Ministre d'État préfet de police lui a adressé une instruction, également imprimée, sur les mesures que les nourrisseurs doivent prendre pour opérer la désinfection de leurs étables, et pour préserver leurs bestiaux, rédigée par MM. les membres du Conseil de Salubrité (1).

La Société suivra, cette année, la même marche que l'année dernière; elle ne rendra compte aujourd'hui d'aucun de ces mémoires; elle attendra que la maladie ne subsiste plus, et elle croit se conformer ainsi au vœu de S. Exc. le Ministre de l'intérieur, qui a chargé l'inspecpecteur général des Écoles royales vétérinaires, de recueillir tout ce qui est relatif à l'épizootie pour en publier l'histoire, ainsi que celle des tentatives faites avec plus ou moins de succès pour en triompher, et des mesures bien plus certaines indiquées pour en arrêter les progrès.

La maladie a cessé dans la plupart des départemens; elle ne se montre plus que dans quelques uns; elle n'est ni aussi rapide ni aussi meurtrière : un plus grand nombre d'animaux guérit, soit par les seules forces de la nature, soit par les divers traitemens employés : un ré-

---

(1) MM. *Huzard*, *Pariset*, *Petit*, *Leroux*, *Deyeux*, *Darcet*, *Dupuytren*, *Cadet de Gassicourt*, *Marc*.

sultat plus certain encore de toutes les observations adressées à la Société, et de celles recueillies par les commissaires, c'est que la maladie n'a jamais résisté aux mesures administratives prescrites par le Gouvernement, lorsqu'elles ont été employées et surveillées comme elles devoient l'être.

Des expériences se font dans les Écoles royales vétérinaires, par ordre de S. Exc. le Ministre de l'intérieur, et sous ses auspices, par MM. les professeurs, sur la contagion de cette maladie, sur son inoculation, et sur les avantages qu'on a lieu d'espérer des divers traitemens indiqués pour la combattre. Toutes ces observations seront rassemblées en un tableau général, résultat du travail de tous, et dans lequel il sera rendu à chacun la part de justice qui lui est due. Les commissaires de la Société ont pensé que cette marche étoit la véritable à suivre pour seconder les vues bienfaisantes du Gouvernement, pour exciter le zèle des propriétaires et l'émulation des vétérinaires, et pour engager ceux-ci à adresser leurs observations aux Écoles où ils ont puisé leur instruction, et à la Société, qui les fera connoître, et qui les récompensera.

2°. M. *Chambert*, vétérinaire au dépôt royal

d'étalons de Saint-Jean-d'Angély, département de la Charente-Inférieure, dont la Société a encouragé les travaux par une médaille d'or, dans sa séance publique de l'année 1813, lui a adressé le premier volume d'un ouvrage intitulé *Essai sur l'Amélioration des principaux animaux domestiques*. La Société fera connoître cet ouvrage, comme elle l'a annoncé l'année dernière de ceux de MM. *Leroi* et *Volpi*, professeurs à l'École royale vétérinaire de Milan, lorsqu'elle en aura reçu la suite.

3°. Les variations nombreuses qu'ont éprouvées les vétérinaires attachés à des corps de cavalerie, les occupations multipliées que l'épizootie a données à beaucoup d'autres, et enfin la pénurie des bestiaux sur un grand nombre de points, n'ont pas permis à plusieurs de se livrer à l'étude et de rédiger les observations de leur pratique; ils les ont annoncés à la Société, qui a reçu néanmoins quarante-cinq mémoires ou observations, qui lui ont été adressés par quinze vétérinaires et deux propriétaires.

D'après le compte détaillé qui lui a été rendu par ses commissaires, de ces divers mémoires, ils ont été divisés en trois classes.

Première classe. 1°. M. *Personne de Son-*

geons, correspondant de la Société, dans le département de l'Oise, lui a adressé des détails sur une brebis de son troupeau qui a porté son agneau trois années après l'époque de l'agnelage, et qui l'auroit sans doute porté beaucoup plus long-temps, si l'inutilité dont cette brebis étoit pour le propriétaire, n'en avoit nécessité le sacrifice. M. *Huzard* fils, qui a examiné cet agneau, l'a trouvé plus volumineux que dans l'état naturel, quoique en partie desséché, mais, du reste, en bon état et sans difformité. Ces exemples d'une gestation prolongée et de la conservation des fœtus, quoique morts, ne sont pas extrêmement rares dans les ruminans. M. *Maillard*, vétérinaire dans le département du Pas-de-Calais, a déjà communiqué l'histoire d'une brebis qui a porté un agneau dix-huit mois après l'époque naturelle; et notre collègue, M. *Morel de Vindé*, en a une dans son troupeau qui se trouve dans le même cas depuis le dernier agnelage. Un de nous a consigné, dans les *Mémoires de l'Institut* (1), l'observation d'une vache qui a aussi porté son veau pendant plus de deux ans; et il a rapporté quelques autres faits de ce genre.

---

(1) *Sciences mathématiques et physiques*, tome II, page 295 et suivantes des Mémoires.

2°. M. *Lami*, vétérinaire à Orléans, département du Loiret, a communiqué des observations sur des fistules salivaires guéries par le feu et par les caustiques.

3°. M. *Dumaine* fils, vétérinaire à Romorantin, département de Loir et Cher, a adressé le tableau des animaux qu'il a traités pendant cinq mois, avec des détails sur leurs maladies, et une observation sur une maladie charbonneuse. Ces détails auroient besoin de développemens.

4°. M. *Berger*, vétérinaire d'une compagnie des gardes-du-corps du Roi, à Versailles, a fait part de deux observations : la première, sur une fracture des deux branches de la mâchoire postérieure, dans un cheval, guérie par l'application d'un bandage; la seconde, sur l'extirpation d'une tumeur assez volumineuse dans la bouche d'un cheval, dont les suites auroient entraîné la mort de l'animal en l'empêchant de manger, et qui a été guérie en un mois. Les commissaires regrettent que M. *Berger* n'ait pas donné le journal détaillé de ces deux observations intéressantes, et qu'il se soit borné à n'en communiquer, pour ainsi dire, que l'extrait.

5°. M. *Perrier*, ex-vétérinaire en chef du

18e. régiment de dragons, aujourd'hui fixé à Paris, a remis une observation sur un entérocèle, dans un mulet, qu'il a guéri par la réduction et par la rentrée même du testicule dans l'abdomen. Ce moyen ingénieux n'est pas toujours praticable, et il a quelquefois été essayé sans succès, même dans l'homme, auquel M. *Perrier* croit qu'il pourroit s'appliquer plus facilement.

6°. M. *Deschamps-Raffetot-Bois-Hébert*, ancien écuyer du Roi, à Versailles, a communiqué un mémoire sur la restauration des chevaux du pays de Caux, dans le département de la Seine-Inférieure, où il est propriétaire. L'auteur s'applique principalement à faire sentir l'importance de ces chevaux pour l'agriculture et les charrois.

Deuxième classe. MM. *Gohier* et *Grognier*, professeurs à l'École royale vétérinaire de Lyon, et tous deux correspondans de la Société, lui ont payé leur tribut en lui adressant trois mémoires.

1°. M. *Gohier* a fait quelques expériences sur l'usage des cantharides dans le cheval, dans un agneau et dans le chien : il a pris, d'après ces expériences, trop peu multipliées, des conclusions qui ont paru d'autant plus hâtives à MM. les commissaires, que M. *Gohier* n'a point répété celles qui pouvoient l'éclairer plus positivement sur le but qu'il se proposoit de remplir. Il s'agissoit de savoir si des coliques dont une jument avoit été affectée à la suite d'un purgatif composé d'aloès et de séné, à des doses ordinaires, étoient dues à un peu de poudre de cantharides restée par hasard sur les bords du mortier dans lequel on avoit pulvérisé l'aloès; et M. *Gohier* n'a donné que des cantharides dans de l'eau, pour faire ses expériences, au lieu de les associer, en petite quantité, à l'aloès et au séné.

Les observations sur les avantages de la cautérisation par approximation, dans le traitement des eaux aux jambes et de quelques autres affections chroniques, présentent plus d'intérêt. Il est vrai que, dans le premier cas, M. *Gohier* a fait marcher de pair, avec l'action du feu, les lotions d'infusions de plantes aromatiques, de décoction d'écorce de chêne, tenant en dissolution de l'alun et du sulfate de zinc, l'exercice, les sétons avec les cantharides, et intérieurement les aromatiques, le fer, l'aloès et les purgatifs.

2°. M. *Grognier*, dans un mémoire sur la désinfection des étables, dans le cas d'épizooties contagieuses, passe en revue les moyens de purification connus, et les apprécie à leur juste valeur : il fait sentir sur-tout le danger de les regarder comme des spécifiques, et de se borner à leur emploi, ainsi qu'on ne le fait que trop souvent. Il a vu les animaux mourir de la contagion au milieu des étables remplies de vapeurs désinfectantes, comme nous avons vu des malades et des infirmiers mourir, dans les hôpitaux, du typhus, dans les mêmes cas. Il ne regarde comme véritablement certains pour la désinfection, à l'exemple de quelques autres personnes, que le feu et l'eau. Ce mémoire est plus théorique que pratique.

3°. La Société a déjà fait connoître, dans sa séance publique de l'année 1813, quelques travaux de M. *Gaullet*, alors vétérinaire à Bar-sur-Aube, département de l'Aube, et depuis, au dépôt royal d'étalons du Bec, département de l'Eure, sur les bons effets de la cautérisation. Il adresse aujourd'hui de nouvelles observations à la Société sur la manière dont il fait usage du cautère actuel avec succès, de sorte que les raies, quoique multipliées et très-rapprochées, ne laissent aucune trace, en produisant les mêmes effets. Il est parvenu ainsi à rétablir les articulations de quelques étalons du dépôt du Bec.

Il a adressé aussi une observation détaillée du bon emploi de la cautérisation, par ce qu'il appelle insolation, ou par approche, dans les eaux aux jambes; il n'a fait usage d'aucun autre remède, soit externe, soit interne; l'animal, qui avoit les quatre extrémités très-engorgées et fluant abondamment, a été six mois en traitement, a essuyé l'opération de la castration pendant ce temps, et est guéri depuis un an.

M. le marquis de Vaugiraud, directeur du dépôt d'étalons, et M. Turgis, directeur de la manufacture de Pontaulhon, et propriétaire du dernier cheval, se plaisent à rendre justice au zèle et aux talens de M. *Gaullet.*

4°. M. *Santin*, vétérinaire à Dourque, département du Tarn, a adressé à la Société vingt observations, de celles de sa pratique qui lui ont paru les plus intéressantes : dans ce nombre, les commissaires ont principalement remarqué celles sur le claveau des porcs; sur une superfétation; sur le vomissement observé dans les ruminans, à la suite de quelques cas maladifs (l'état convulsif de la panse a cédé au camphre, aux breuvages éthérés et aux autres antispasmodiques); sur les effets de la gourme dans les mulets; sur les moyens d'éviter les champignons à la suite de l'opération de la castration;

et sur une chute du sabot, dans le cheval, guérie en cinq mois, de manière que l'animal pût être ferré et travailler.

Les observations de M. *Santin* pèchent par trop de précision ou de brièveté, et l'auteur a souvent omis des détails essentiels. La Société l'invite à lui communiquer celles qu'il lui annonce, et à leur donner tout le développement qui est nécessaire pour bien connoître les faits, et pour les rendre utiles aux progrès de la science, qu'il cultive avec beaucoup de zèle.

Il a joint, à la fin de son mémoire, les détails qui lui ont été communiqués par M. *Clos*, docteur-médecin à Sorrèze, sur une maladie qui a attaqué successivement tous les animaux de deux métairies, en 1798, qui a résisté à tous les moyens qu'on a employés pour la guérir, et qui a forcé les métayers à abandonner la place. Les animaux périssoient à la suite d'un ulcère gangréneux à l'ombilic, qui laissoit échapper les intestins et l'épiploon. Les détails de cette maladie, que l'on pourroit peut-être regarder comme devant être plus du ressort de la police que de la médecine vétérinaire, sont trop longs pour pouvoir être consignés ici; ils méritent d'être connus; et l'un de nous, qui a déjà des renseignemens sur deux cas pareils, est porté à croire qu'il est plus facile d'y remédier qu'on ne le pense, sur-tout dans le principe. Si la maladie n'est pas due à la malveillance, elle pourroit l'être à des larves d'insectes qui se logent dans cette partie, qu'elles rongent et qu'elles perforent. Quelques exemples en ont même été cités.

Troisième classe. 1°. M. *Cros*, vétérinaire à Lodi, en Italie, a déjà envoyé à la Société, les années précédentes, plusieurs mémoires de vétérinaire pratique, et elle a récompensé ses efforts par une médaille d'or, qu'elle lui a décernée dans sa séance publique de septembre 1812.

Il lui a adressé, à deux époques différentes, dix-huit observations pour le concours de cette année. Si elles ne présentent pas toutes le même intérêt, elles sont une preuve du zèle et de la grande pratique de l'auteur. La première est relative à l'extirpation d'une tumeur au boulet, qui avoit fait acquérir à cette partie six fois son volume naturel, et qui étoit la suite d'un accident qui mettoit le cheval hors de service. M *Cros* a enlevé la tumeur en trois opérations successives; et la guérison a été parfaite en moins de deux mois et demi : le boulet a repris, à très-peu près, son volume naturel ; et la bête a pu faire la campagne sous le colonel auquel elle appartenoit.

Deux fractures de l'os du paturon ont été réduites, maintenues par un bandage contentif, et des étoupades de blanc d'œuf et d'alun, et les animaux guéris, sans suspension, en deux mois : l'un sert aujourd'hui à M. *Cros*; l'autre, plus fort, plus âgé, est resté boiteux, et est employé aux travaux de la campagne.

Une gourme épizootique qui a affecté quatre cents chevaux du dépôt général de l'armée d'Italie pendant l'hiver de 1813 à 1814, a cédé aux légères saignées, aux boissons tempérantes, et s'est terminée par des dépôts critiques sous l'auge. Cinq chevaux seulement ont été assez malades pour que M. *Cros* ait été forcé d'avoir recours à l'opération de la trachéotomie; un seul est mort.

Une péripneumonie, que l'on pourroit aussi regarder comme épizootique, a attaqué cent trente-neuf chevaux du 1er. régiment des chasseurs italiens. Ces chevaux, de tout âge, avoient beaucoup souffert dans les dernières campagnes d'Espagne. La maladie a cédé à la diète, aux saignées répétées, aux boissons d'eau blanche nitrée et acidulée, et aux lavemens émolliens. Il fallut employer les vésicatoires et les sétons sur un petit nombre. Cinq moururent; trois, très-vieux, avoient les poumons gangrenés; les deux autres avoient des hydrothorax.

Des observations sur le vertige essentiel et symptomatique, sur l'indigestion, sur la fourbure, sur l'ophtalmie, sur le mal de saignée, sur quelques blessures, sur la nécrose des côtes, sur les javarts, sur une fièvre charbonneuse qui a fait périr dix-huit chevaux, et sur une affection catarrhale nasale chronique, dans deux jumens, présentent des vues de pratique, mais ne sont pas assez développées; et quelques-unes laissent à désirer.

Les commissaires sont d'avis que la Société doit continuer à encourager les travaux de M. *Cros*.

2°. M. *J. J. Bouin*, vétérinaire au dépôt royal d'étalons de Saint-Maixent, département des Deux-Sèvres, a fait remettre à la Société un mémoire intitulé : *Recherches et vues d'améliorations sur les haras de baudets du Poitou*. Ce mémoire, sur une matière si importante à notre agriculture, à nos charrois et à notre commerce, est bien écrit, et contient de bonnes vues. Vingt mille jumens sont destinées aux baudets, dans les trois départemens des Deux-Sèvres, de la Vienne et de la Vendée. Elles sont servies par cinq cents baudets répartis dans cent huit établissemens; et la vente des mulets à l'étranger donne annuellement une rentrée de 7,000,000 de francs pour cette seule partie de la France. Un pareil produit, qui étoit bien plus considérable autrefois, mérite l'attention de ceux qui s'occupent d'économie publique et agricole.

Il s'en faut de beaucoup que l'auteur du mémoire ait traité la matière à fond : il paroît même n'avoir pas connu tout ce qui a été écrit à ce sujet. Son but est d'indiquer quelques moyens de perfectionnement, soit pour les baudets, soit pour les jumens; et il pense, avec raison, qu'avant de s'occuper de la multiplication de ces animaux, il est essentiel de s'occuper de leur amélioration, afin d'éviter les dégénérations, qui détruisent les spéculations commerciales et font disparoître peu-à-peu les acheteurs, qui sont toujours les véritables soutiens de l'industrie dans tous les états et dans tous les temps.

Après quelques notions générales sur l'ancien Poitou, considéré sous le rapport des localités et de l'économie animale, M. *Bouin* s'occupe successivement des baudets, et de la manière vicieuse de les élever; de la jument mulassière; des moyens d'améliorer le mulet; enfin du muleton, des soins qu'il exige, et des maladies auxquelles il est exposé. Il termine son mémoire par dire un mot sur la superfétation qui a lieu dans quelques jumens servies par le baudet et par le cheval.

La Société croit devoir encourager M. *Bouin* à donner à son travail tout le développement et toute l'étendue qu'il mérite, et dont elle le croit susceptible. Elle espère que cet encouragement, accordé moins au mémoire qu'à l'objet qui y est traité, éveillera l'attention des propriétaires et des vétérinaires placés de manière à s'occuper utilement de cette partie de l'agriculture, et que la récompense qu'elle accorde aujourd'hui à M. *Bouin*, fructifiera abondamment au profit de notre pays.

3°. Par les mêmes motifs, et dans les mêmes vues, la Société croit devoir aussi encourager M. *Rodet* fils, vétérinaire en chef du régiment des chasseurs de Monsieur, qui lui a adressé des *Observations sur les qualités et les formes qui distinguent certaines races de chevaux étrangers*. Dans ces observations intéressantes, rédigées avec simplicité, précision et modestie, M. *Rodet* a considéré les qualités et les formes sous le double rapport des haras et de l'agriculture, en laissant aux personnes qu'il croit plus instruites que lui, à en tirer les conséquences utiles.

Il décrit successivement plusieurs races de chevaux allemands, quelques-unes russes et tartares, et plusieurs races espagnoles, qu'il a eu plus particulièrement occasion d'observer dans ses diverses campagnes. Il termine son mémoire par le tableau de l'exercice de la maréchallerie en Espagne.

4°. M. *Mullon*, vétérinaire à Surgère, département de la Charente-Inférieure, dont la Société a déjà fait connoître et mentionné honorablement les travaux dans ses séances publiques de 1813 et de 1815, lui a adressé, cette année, deux nouveaux mémoires renfermant huit observations, fruits de sa pratique.

1°. La description d'un appareil, et l'appareil lui-même pour maintenir la queue du cheval renversée, après l'opération de la queue à l'anglaise. Déjà, au milieu du siècle dernier, *Bartlet*, chirurgien anglais, avoit donné, dans son *Gentleman's Farriery*, la description et la figure d'une machine beaucoup plus simple que celle que M. *Mullon* a adressée à la Société (1); elle a été reportée non-seulement dans

(1) *The Gentleman's Farriery: or, a practical trea-*

la traduction française de l'ouvrage (1), mais encore dans quelques autres (2), et plusieurs machines semblables ont été imaginées depuis. La précision, la simplicité de cette opération, l'inutilité de tout appareil, la poulie exceptée, pour maintenir la queue élevée, la promptitude de la guérison, qui ne va jamais au-delà de quinze jours, et quelquefois de huit, ont rendu tout autre appareil inutile entre les mains de nos marchands de chevaux et des vétérinaires accoutumés à pratiquer cette opération, devenue aujourd'hui l'une des plus simples de la chirurgie vétérinaire. Aussi, quelque ingénieux et bien imaginé que soit le nouvel appareil inventé par M. *Mullon,* les commissaires n'en ont fait mention que pour prouver le zèle et l'intelligence de l'auteur.

---

tise, on the diseases of Horses...... also a new method of nicking Horses is recommended; with a copper-plate and description of the machine. The second edition improved. London : 1754. pet. in-8°. page 354, planche 2.

(1) *Le Gentilhomme maréchal, tiré de l'anglais. Par M.* Dupuy Demportes. *Paris,* 1756. *in*-12. Tome I, page 461, planche 2.

(2) *Le Gentilhomme cultivateur. Paris,* 1763, in-4°. tome VI, pages 142, 297, planche 2. — in-12, tome XI, pages 418, 442, planche 1, etc.

2°. Des observations sur le traitement et la guérison de la fracture du tibia d'un cheval, de celui d'un bœuf, du canon d'une mule, et de l'humérus d'un chien, présentent beaucoup plus d'intérêt. La réduction de ces sortes de fractures, de la dernière sur-tout, étant quelquefois difficile à maintenir, M. *Mullon* a employé avec succès l'appareil qu'il a adressé l'année dernière à la Société, auquel il a fait les changemens nécessités par les circonstances et par la nature des animaux.

3°. Trois observations sur la rétention d'urine, dont deux ont entraîné la mort des animaux, et d'autres observations sur le traitement de la gale des moutons, par l'eau de savon tiède, employée en grand lavage et avec succès, sont de nouvelles preuves de l'activité que met l'auteur à communiquer le fruit de son travail à la Société, qui l'invite à continuer à être utile à son pays sous le double rapport de la pratique locale, et de l'instruction qui résultera de la publication de ses observations.

Résumé.

La Société, d'après le rapport de ses commissaires, fait une mention honorable des observations de M. *Gaullet*, vétérinaire au dépôt royal d'étalons du Bec, département de l'Eure, élève de l'École royale vétérinaire d'Alfort; et de celles de M. *Santin*, vétérinaire à Dourque, département du Tarn, élève de celle de Lyon.

Elle accorde une médaille d'argent, à titre d'encouragement, à M. *Mullon*, vétérinaire à Surgère, département de la Charente-Inférieure; et une à M. *Rodet* fils, vétérinaire dans le régiment des chasseurs de MONSIEUR, tous deux élèves de l'École royale vétérinaire d'Alfort.

Elle accorde une médaille d'or, aussi à titre d'encouragement, à M. *Bouin*, vétérinaire au dépôt royal d'étalons de Saint-Maixent, département des Deux-Sèvres, Élève de l'école royale vétérinaire d'Alfort.

Elle nomme M. *Cros*, vétérinaire à Lodi, en Italie, et élève de l'École royale vétérinaire de Lyon, son correspondant.

PROGRAMME DU CONCOURS

Pour des Observations de Médecine vétérinaire.

La vétérinaire est trop liée à l'agriculture, pour que tout ce qui a rapport à la première n'intéresse pas vivement la seconde.

C'est principalement contre les maladies des animaux domestiques qu'elle est d'une grande utilité. On ne peut mettre en doute les services que les Écoles vétérinaires ont rendus sous ce rapport depuis leur institution en 1762, et ceux qu'elles peuvent rendre encore, sur-tout contre les épizooties, qui se développent et font souvent d'affreux ravages avant qu'il soit possible d'y opposer des secours certains.

La Société a senti combien il étoit important au bien-être des campagnes que les vétérinaires devinssent ses correspondans naturels et nécessaires; elle a cru devoir appeler l'attention des nombreux élèves sortis des Écoles, sur le bien qu'ils peuvent faire, et leur demander, pour ainsi dire, compte de celui qu'ils ont fait isolément, pour en faire jouir leurs concitoyens.

Les véritables fonctions de ces hommes utiles ne consistent pas seulement à guérir : celui qui guérit mérite la reconnoissance particulière ; mais il ne remplit qu'une partie de ses devoirs, et il la remplit mal, si la dépense que la guérison a nécessitée n'est pas proportionnée à la valeur des animaux malades, et aux facultés des propriétaires. Celui qui, par des mesures, soit médicinales, soit administratives, soit de police, aussi simples que prises à propos ; par un traitement peu dispendieux, par de bons conseils, est parvenu à détruire, arrêter ou prévenir un de ces fléaux dévastateurs de nos troupeaux, a rendu de bien plus grands services à son pays, et mérite la reconnoissance générale.

Il est encore un point de contact entre l'agriculture et l'art vétérinaire : si la première fournit les animaux au commerce, au luxe et aux armées, le second les lui rend, après les avoir guéris, pour achever leur rétablissement ; et c'est au sein des campagnes dont ils sont sortis qu'ils retrouvent encore la santé et la vie.

Les maladies dont les animaux sont affectés aux armées et dans les garnisons, les plaies d'armes à feu entrent, sous ce double rapport, dans le plan de la Société. On a déjà observé que la France ne possédoit encore rien sur cette partie importante de la médecine vétérinaire, tandis que nos voisins, dont les Écoles ont été formées sur le modèle des nôtres, comptent déjà plusieurs ouvrages sur la médecine et la chirurgie vétérinaire militaire.

Pour remplir les vues de la Société, elle désire que les vétérinaires lui adressent les observations de pratique qu'ils auront été à portée de faire dans les campagnes comme dans les armées, et qui présenteront des résultats avantageux aux progrès de la science; elle les invite à ne pas négliger les renseignemens importans à recueillir par l'ouverture des animaux morts, lorsqu'elle pourra être faite sans danger, et sur-tout à indiquer les suites que présentent souvent les maladies, suites qui sont négligées par le plus grand nombre des observateurs.

Elle désire aussi que ces observations soient revêtues, non-seulement de l'approbation des propriétaires, mais encore de celle des Autorités locales, et, quand les objets en seront susceptibles, de celles de MM. les Préfets et chefs de corps, seuls en état de juger des services rendus par les vétérinaires dans leurs départemens respectifs. Ce ne sont point des mémoires académiques que demande la Société; elle doit le répéter, ce sont des observations, des faits de pratique, et ils seront examinés scrupuleusement par les commissaires.

La Société distribuera, dans sa séance publique de chaque année, des médailles d'or ou d'argent à ceux de MM. les vétérinaires qui lui adresseront les meilleures observations, considérées sous le double rapport de l'économie et des progrès de la science.

Elles seront reçues jusqu'au 1er. mars de chaque année.

Les auteurs peuvent mettre leurs noms à leurs écrits.

Les mémoires seront adressés, francs de port, ou sous le couvert de S. Exc. le Ministre Secrétaire d'État de l'intérieur, à l'une des adresses suivantes :

A M. Silvestre, secrétaire perpétuel de la Société royale et centrale d'Agriculture, au Ministère de l'intérieur; ou à M. Huzard, inspecteur général des Écoles royales vétérinaires, à Paris.

www.ingramcontent.com/pod-product-compliance
Ingram Content Group UK Ltd.
Pitfield, Milton Keynes, MK11 3LW, UK
UKHW021038260726
13994UKWH00005B/2241

9 782329 339658